BEI GRIN MACHT SICH IHR WISSEN BEZAHLT

Inanspruchnahme der Influenzaimpfung in Abhängigkeit von Migrationshintergründen

Eine epidemiologische Querschnittsstudie anhand der GEDA 2010 Daten

David R.

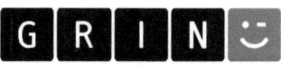

Bibliografische Information der Deutschen Nationalbibliothek:

Die Deutsche Nationalbibliothek verzeichnet diese Publikation in der Deutschen Nationalbibliografie; detaillierte bibliografische Daten sind im Internet über http://dnb.d-nb.de abrufbar.

ISBN: 9783668807488
Dieses Buch ist auch als E-Book erhältlich.

© GRIN Publishing GmbH
Nymphenburger Straße 86
80636 München

Druck und Bindung: Books on Demand GmbH, Norderstedt Germany
Gedruckt auf säurefreiem Papier aus verantwortungsvollen Quellen

Das vorliegende Werk wurde sorgfältig erarbeitet. Dennoch übernehmen Autoren und Verlag für die Richtigkeit von Angaben, Hinweisen, Links und Ratschlägen sowie eventuelle Druckfehler keine Haftung.

Das Buch bei GRIN: https://www.grin.com/document/442085

TU Chemnitz

Fakultät für Human- und Sozialwissenschaften

Institut für Soziologie

Professur für Epidemiologie

Fortgeschrittene Methoden der Gesundheitsforschung

03.02.2018

Inanspruchnahme der Influenzaimpfung in Abhängigkeit von Migrationshintergründen.

Eine Querschnittsstudie anhand der GEDA 2010 Daten.

Inhaltsverzeichnis

Abbildungsverzeichnis

Tabellenverzeichnis

Abstract

Influenza constitutes a serious and reoccurring health threat which is largely preventable by vaccination campaigns. The adaptability of the virus leads to the necessity of seasonal vaccination programs therefore demanding increased and experienced usage of the healthcare system on an individual level. While representing a significant part of German society, people from migrant backgrounds tend to be disadvantaged in general regarding the usage of the national healthcare system compared to people of German descent. This seminar paper aims to examine whether differences in the utilization of the influenza vaccination persist between people with and without a migrant background.

Vaccination for Influenza for migrants (n=665) and non-migrants (n=3.703) was analyzed for the seasons of 2008/09 and 2009/10 using a reduced version of the GEDA 2010 dataset. After adjusting for confounders, the results show that in fact migrants utilize vaccinations for influenza more often than people from German descent (OR = 1,13; 95%-CI = 0,92; 1,39).

The findings can only partially be generalized. Because of low observation numbers and the necessity to include one-sided migrant backgrounds into the group of migrants there are limitations regarding the transferability of the results. Furthermore, the dangers and perception of influenza tend to slightly change seasonally therefore the results only apply directly for the observed period.

Contradicting the results of other studies regarding migrants and vaccinations, the underlying causes of the observation stay vague. Drawing on other literature we theorize that language barriers, sub-group specific cultural preferences, and the distinctiveness of seasonal influence vaccination are important factors leading to the observed increased disposition. The effect is particularly notable since people with migrant backgrounds face barriers approaching the national healthcare system. While being slight the observed effect therefore proposes the need for further analyzes to decrease health inequalities.

1. Einleitung

Influenza, auch echte Grippe genannt, ist eine Erkrankung mit teils erheblichen Folgen für Betroffene, deren Angehörige sowie für Gesellschaften als Ganzes (vgl. AGI 2009, 4ff.). Saisonale Abweichungen der Virenstämme sowie eine vergleichsweise schnelle Mutation führen dazu, dass das Risiko einzelner Influenzawellen nur schwer vorherzusagen ist (vgl. WHO 2017, 13ff.). Die drastischen Folgen einer Influenzapandemie lassen sich am historischem Beispiel der Spanischen Grippe verdeutlichen, in Folge dessen 1918/19 schätzungsweise 40 Millionen Menschen verstarben (vgl. Braun et al. 2007, 6).

Ein Jahrhundert später ist die spezifische Schutzimpfung fester Bestandteil des Influenzarisikomanagements (vgl. WHO 2017, 22). Im Vergleich zum Umgang mit anderen impfpräventablen Krankheiten wird diese Form der Vorsorge insgesamt allerdings seltener in Anspruch genommen, was unter anderem durch die Notwendigkeit einer sich saisonal wiederholenden Impfung erklärbar ist[1]. Die Häufigkeit, mit der sich Menschen aus Influenza-Risikogruppen um einen Impfschutz kümmern müssen, fordert den Betroffenen nicht nur spezifisches Wissen zur Erkrankung ab, sondern erfordert auch einen routinierten und möglichst barrierefreien Austausch mit dem Gesundheitssystem.

Wie Brzoska und Razum (2014, 1895ff.) zeigen konnten, stoßen Menschen mit Migrationshintergrund vermehrt auf Barrieren im Gesundheitssystem und sind dadurch bei der Inanspruchnahme spezifischer präventiver Gesundheitsangebote benachteiligt. Bezieht sich diese Beobachtung auf den Bereich der Rehabilitation, stellt sich die Frage, ob eine Benachteiligung auch im Bereich der Influenzaimpfung vorliegt, welche sich in der verringerten Inanspruchnahme des Gesundheitsangebotes niederschlägt. Mit einer quellenabhängigen Größe von 16 Millionen Personen[2] stellen Menschen mit Migrationshintergrund in Deutschland einen relevanten Teil der Gesellschaft dar, deren systematische gesundheitliche Benachteiligung schwerwiegende individuelle und gesellschaftliche Folgen hätte (vgl. Brzoska und Razum 2014, 1895ff.; Braun et al. 2007, 11f.).

Im Folgenden wird der theoretische Hintergrund der Fragestellung in Bezug auf Influenzaprophylaxe und Migration erläutert. Anschließend wird das methodische Vorgehen verdeutlicht, welches zu den Ergebnissen führt, die im nächsten Schritt der Arbeit vorgestellt werden. In Bezug auf theoretischen Rahmen und Ergebnisse werden diese abschließend interpretiert und die Limitationen der Arbeit thematisiert.

---

[1] https://www.rki.de/SharedDocs/FAQ/Impfen/Influenza/FAQ06.html, letzter Zugriff: 10.02.2018
[2] https://www.destatis.de/DE/PresseService/Presse/Pressemitteilungen/2017/08/PD17_261_12511.html, letzter Zugriff: 01.03.2018

2. Hintergrund

Der Einfluss des Migrationsstatus auf die Bereitschaft sich einer Influenzaimpfung zu unterziehen ist bisher eher spärlich untersucht. So liegen allgemein nur wenige spezifische Daten über Influenzaimpfungsraten von Menschen mit Migrationshintergrund in Deutschland vor (vgl. Böhmer et al. 2011a, 1317; Böhmer et al. 2011b, 4492ff.; Lampert et al. 2005, 132). Die Gründe dafür liegen unter anderem in der problematischen begrifflichen Abgrenzung von Migrationshintergrund und in den Besonderheiten der Influenzaimpfung.

2.1. Influenzaerkrankung und Impfprophylaxe

Influenza ist eine Viruserkrankung, welche zu den häufigsten Auslösern von Atemwegserkrankungen gehört (vgl. Nicholson et al. 2003, 1733). Influenzaviren weisen eine hohe Mutationsrate auf, was sich auf häufige Punktmutation und Genaustausch, auch Gendrift- und shift genannt, zurückführen lässt (vgl. Couch 2000, 1782f.). Diese Evolutionsfaktoren führen unter anderem zur Variation der Oberflächenantigene und erschweren damit, trotz der nur geringfügigen Veränderung, eine Immunreaktion des Wirtes, da das Virus nicht mehr als solches erkannt wird (vgl. Herold 2006, 871ff.). Die damit einhergehende Diversität der Influenzaviren führt dazu, dass Menschen mehrmals in ihrem Leben an Influenza erkranken können. Darüber hinaus erschwert die Variabilität des Virus eine saisonale Prognose über Pathogenität und Verbreitung der Erkrankung. Somit reicht das Spektrum von nur vereinzelten leichten Erkrankungen, über Epidemien, bis hin zu schweren pandemischen Ausbrüchen in Abhängigkeit zur jeweils prävalenten Erregervariation (vgl. Nicholson et al. 2003, 1734f.). Das symptomatische Spektrum reicht von unbemerkt verlaufenden Infektionen über unspezifische respiratorische Symptome bis hin zu drastischen Allgemeinsymptomen, die in den schwersten Fällen zum plötzlichen Tod führen können (vgl. Salzberger et al. 2006, 25). Besonders gefährdet sind Risikogruppen wie Kinder, Patienten mit Abwehrschwäche und chronischen Erkrankungen sowie Menschen ab 60 Jahren mit Vorerkrankungen, wobei Todesfälle oftmals mit Folgeerkrankungen in Zusammenhang stehen, was die Datenerfassung verkompliziert (vgl. Nicholson et al. 2003, 1735).

Je nach Schwere der saisonalen Grippewelle führt die Erkrankung zu verschiedenartigen sozioökonomischen Auswirkungen. Die mittelmäßig starke Influenzawelle verursachte in der Saison 2008/09 eine Arbeitsunfähigkeit mit indirekten Kosten von 2,1 Milliarden Euro, zusätzliche 4,7 bis 6,2 Millionen Arztkonsultationen, etwa 20.000 bis 30.000 Krankenhausaufenthalte sowie 5.000 bis 8.000 Todesfälle (vgl. AGI 2009, 16; RKI 2010, 112). In der Saison 2009/2010 verschuldete die Influenza 2,9 Millionen Arztbesuche, 1,5 Millionen

Influenza-bedingte Arbeitsunfähigkeiten und etwa 35000 Krankenhauseinweisungen (vgl. RKI 2009, 192ff.).

Zu den wichtigsten und wirksamsten präventiven Maßnahmen für die Influenzaerkrankung zählt die Influenzaimpfung. Aus diesem Grund ist sie Bestandteil der Impfempfehlungen der Ständigen Impfkommission (STIKO)[3] des Robert Koch-Instituts, was ihre Bedeutung unterstreicht (vgl. Campos-Outcalt 2006, 868). Eine jährliche Impfung ist auf Grund der Anpassung der Virusstämme notwendig. Infolge dessen kann die Schutzwirkung von Saison zu Saison schwanken (vgl. Salzberger et al. 2006, 20ff.). Das Ziel der Influenzaimpfung liegt in der Verhinderung der Erkrankung oder in einer Verringerung der Symptome und der Folgeerkrankungen, um so sozioökonomische Auswirkungen zu reduzieren. Bei gesunden Erwachsenen führt die Impfung, je nach Quelle und Saison, in 70% bis 100% der Fälle zur erfolgreichen Immunisierung (vgl. Bridges et al. 2000, 1660; Couch 2000, 1782f.; Demicheli et al. 2000, 957; Wilde et al. 1999, 908). Damit stellt die Impfung die erfolgreichste Form der Influenzaprophylaxe dar.

2.2. Einflussfaktoren auf Impfverhalten

Aus der Literatur sind wesentliche Einflussgrößen auf die Impfbereitschaft bekannt, welche im Rahmen einer Untersuchung berücksichtigt werden müssen. So sind neben geografischen Faktoren auch verschiedene soziodemografische Merkmale und Faktoren des Gesundheitssystems relevant.

Zum Zeitpunkt der Wiedervereinigung gab es zwischen der Bundesrepublik Deutschland und der Deutschen Demokratischen Republik Unterschiede in fast allen Bereichen der Gesundheit, so auch beim Impfverhalten. Laut dem Robert Koch-Institut lassen sich Unterschiede heute kaum mehr an den Landesteilen Ost oder West festmachen, sondern betreffen einzelne Bundesländer und kleinere räumliche Einheiten[4]. Im Wiederspruch dazu wurde im Rahmen der Studie "Gesundheit in Deutschland aktuell 2010" (GEDA 2010) ein deutlicher Unterschied bei den Durchimpfungsraten zwischen den neuen und den alten Bundesländern festgestellt (RKI 2012a, 154). Außerdem konnte eine geringere Impfungsrate in inneren Stadtbereich als in anderen Regionen ermittelt werden (vgl. WAVM 2005, 16).

Als wesentliche Einflussgrößen auf die Impfrate erwähnen einige Autoren Alter, Geschlecht sowie den Grad der Schulbildung (vgl. Ledig 2009, 95; Ellsässer 2004, 1196). Insbesondere Baum et al. (1995) verweist auf den Schulbildungsgrad und das damit einhergehende

---

[3] https://www.rki.de/DE/Content/Kommissionen/STIKO/Empfehlungen/Impfempfehlungen_node.html, letzter Zugriff: 01.03.2018
[4] https://www.rki.de/DE/Content/Service/Presse/Pressemitteilungen/2009/27_2009.html, letzter Zugriff: 01.03.2018

Einkommen in der Ermittlung einer möglichen fehlenden Impfbereitschaft (vgl. Baum et al. 1995, 28). Haben bildungsfernere Patientengruppe etwa besondere Bedarfe, finden sich auch bei Menschen mit höherem sozioökonomischen Status Impfgegner (vgl. Heininger 2004, 1134; Kriwy 2007, 156; Meyer und Reiter 2004, 1182ff.). Weiter sind influenzaimpfungs-spezifische Faktoren in der theoretischen Vorbetrachtung in Betracht zu ziehen. Gemessen an den nationalen Impfempfehlungen für Risikogruppen sind die Durchimpfungsraten gering (vgl. RKI 2015, 482). Wurden für Influenza in Deutschland 2009 26.821 Erkrankungsfälle erfasst (vgl. RKI 2010, 113), ermittelte das Robert Koch-Institut für die Saison 2008/09 eine Impfungsrate von 30%. Die Impfungsrate liegt bei Frauen mit 31% geringfügig höher als bei Männern mit 29%. Menschen, die 65 Jahre oder älter sind, lassen sich deutlich häufiger gegen die saisonale Grippe impfen als Jüngere. In der Wintersaison 2008/2009 haben sich 56% der Frauen und 57% der Männer aus dieser Altersgruppe impfen lassen (vgl. RKI 2010, 110ff.). Gemäß der STIKO-Empfehlung sind 53% der Frauen und 53% der Männer im Alter ab 60 Jahren geimpft. In einer weiteren Studie von Bödeker et al. (2014) wurde für die Saison 2010/11 eine Durchimpfungsrate von 33% ermittelt. Der Anteil der geimpften Personen, die 60 Jahre oder älter waren, lag in der Saison 2010/2011 bei 54,3% (vgl. Bödeker et al. 2014, 179f.). Da Impfempfehlungen in der Regel nur für Risikogruppen ausgesprochen werden, hat der allgemeine Gesundheitszustand Einfluss auf die individuelle Entscheidung (vgl. Nicholson et al. 2003, 1735). Zusätzlich unterscheidet sich die Kostenübernahmepraxis nach Art der beanspruchten Krankenversicherung, wobei davon auszugehen ist, dass entstehende Mehrkosten sich ebenfalls auf die Impfentscheidung auswirken.

2.3. Migration in Deutschland

Bisher gibt es in Deutschland keine eindeutige und einheitliche Definition für Migrationshintergrund (vgl. Razum et al. 2011, 15f.). Wie Thorvaldsen (2009) aufzeigt ist die exakte begriffliche Abgrenzung von Migrationshintergrund nicht nur mit methodischen Hürden verbunden, sondern führt in der Folge auch zu einem diversen Begriffsverständnis und damit zu verschiedenen Ergebnissen (vgl. Thorvaldsen 2009, 186ff.). Wird darunter zuweilen die räumliche Verlegung des Lebensmittelpunktes verstanden, werden Reisen, Pendeln oder Tourismus nicht mit eingeschlossen (vgl. Razum et al. 2008, 9f.). Die Begriffe Migranten und Migrantinnen implizieren, dass die Person selbst gewandert ist und schließen damit in Deutschland geborene Menschen der zweiten oder dritten Migrantengeneration nicht mit ein (vgl. Razum et al. 2011, 15f.). Verkomplizierend kommen Unterscheidungen nach ein- und beidseitigem Migrationshintergrund dazu, wodurch sich je nach Definition die Gruppengröße und die einbezogenen Menschen ändern.

Wie das Statistische Bundesamt auf Basis des Mikrozensus mitteilte, hatten im Jahr 2016 rund 18,6 Millionen Menschen in Deutschland einen Migrationshintergrund (vgl. Statistisches Bundesamt 2017 [2008], 7). Mit einem Anteil von circa einem Fünftel handelt es sich hierbei um einen bedeutenden Teil der deutschen Gesellschaft (vgl. Brzoska et al. 2010, 129). Laut Brzoska und Razum (2014) treffen Menschen mit Migrationshintergrund vermehrt auf Barrieren im Gesundheitssystem und sind dadurch bei der Inanspruchnahme spezifischer präventiver Gesundheitsangebote benachteiligt (vgl. Brzoska und Razum 2014, 1895). Obwohl zugewanderte Personen mit einer Aufenthaltsgenehmigung in den meisten Fällen krankenversichert sind und damit Zugang zur Gesundheitsversorgung haben, kann dieser Zugang aufgrund von limitiertem Gesundheitswissen, sprachlicher, kultureller oder aufenthaltsrechtlicher Hindernisse in unterschiedlichem Grad erschwert sein (vgl. Pette et al. 2004, 335; Spallek und Razum 2016, 153ff.). Daten des Mikrozensus 2007 und des Sozio-ökonomischen Panels (SOEP) zeigen, dass Menschen mit Migrationshintergrund in Bezug auf unterschiedliche sozioökonomische Faktoren im Vergleich zur restlichen Bevölkerung benachteiligt sind (vgl. Statistisches Bundesamt 2017 [2008], 391), was sich auch in einem verschlechtertem allgemeinen Gesundheitszustand äußert (vgl. Razum et al. 2004, 2882ff.). Leistungen der Gesundheitsversorgung werden von Menschen mit Migrationshintergrund in Deutschland vergleichsweise seltener in Anspruch genommen (vgl. Razum et al. 2008, 107f.). Ein Beispiel ist die deutlich niedrigere Durchimpfungsrate, z. B. für Tetanus und Diphtherie (vgl. Spallek und Razum 2016, 153ff.).

Ausgehend von der Literatur und den theoretischen Vorüberlegungen stellt sich die Frage, ob es einen beobachtbaren Unterschied zwischen Menschen mit und ohne Migrationshintergrund bei der Inanspruchnahme der Influenzaimpfung gibt. Auf Basis der Datenlage soll die Fragestellung für den Zeitraum 2008 bis 2010 bearbeitet werden. Abbildung 1 verdeutlich das angesetzte Modell, wobei der Einfluss des Migrationshintergrundes unter Berücksichtigung der Confounder auf die Bereitschaft der Inanspruchnahme der Influenza-Impfung für den veranschlagten Zeitraum untersucht wurde.

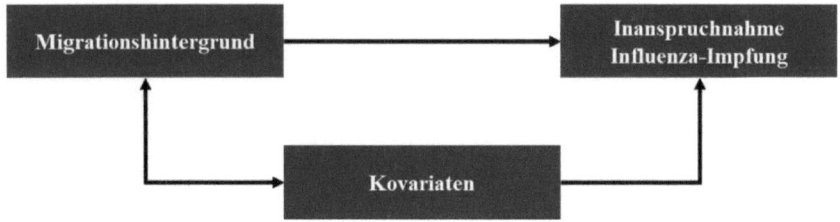

Abbildung 1: Modell (eigene Darstellung)

Für die nachfolgende Analyse ergibt sich die Nullhypothese (H0), dass es keinen Unterschied zwischen Menschen mit und ohne Migrationshintergrund bei der Inanspruchnahme der Influenza-Impfung in den Jahren 2008-2010 gibt, bzw. die Alternativhypothese (H1), dass es einen Unterschied zwischen Menschen mit und ohne Migrationshintergrund bei der Inanspruchnahme der Influenza-Impfung in den Jahren 2008-2010 gibt.

3. Methodisches Vorgehen

Als Datenbasis für die Analyse dient der Lehrdatensatz der GEDA 2010 Studie. Die im Rahmen des bundesweiten Gesundheitsmonitorings stattfindende GEDA Studie ist eine repräsentative anonymisierte computergestützte Telefonbefragung, welche in regelmäßigen Abständen federführend vom Robert-Koch Institut durchgeführt wird (vgl. RKI 2012b, 5). Die Ergebnisse stellen eine regelmäßige Grundlage für gesundheitspolitische Entscheidungen sowie für die Planung von Präventionsprojekten dar[5].

3.1. Zum GEDA 2010 Datensatz

Für die Analyse im Rahmen der Hausarbeit wurde eine reduzierte Version des GEDA 2010 Datensatzes verwendet, welche mit 4.410 Fällen 22% der ursprünglichen Stichprobegröße des Volldatensatzes (n=20.050) umfasst (vgl. RKI 2012b, 5). Die Grundgesamtheit bestand aus allen erwachsenen Menschen, die zum Befragungszeitraum von September 2008 bis Juli 2009 in deutschen Privathaushalten lebten und über einen Festnetzanschluss verfügten (vgl. RKI 2012b, 5). Für GEDA 2010 wurden Design- und Anpassungsgewichtung angewendet. Insgesamt konnte eine Kooperationsrate von 55,8% realisiert werden (vgl. RKI 2012b, 5).

3.2. Deskription der Variablen

Während einige Variablen direkt aus dem GEDA 2010 Datensatz für die Analyse verwendet werden konnten, waren an anderen Stellen Anpassungen und Neubildungen von Variablen notwendig um die Analyse zielführend durchzuführen.

---

[5] https://www.geda-studie.de/gesundheitsstudie.html, letzter Zugriff: 13.02.2018

Basiert die verwendete Definition der Inanspruchnahme der Influenzaimpfung grundsätzlich auf jener der Ständigen Impfkommission, wurde für die hiesige Analyse eine variablen-übergreifende Anpassung vorgenommen um eine möglichst umfangreiche Abdeckung der Daten zu erzielen. Somit gelten alle im Datensatz berücksichtigten Personen als geimpft, welche sich entweder für die Saison 2008/09 oder für 2009/10, sowohl in beiden Saisons haben impfen lassen. Ausgangspunkt für die generierte Variable stellten dementsprechend die Variablen für die Grippeschutzimpfung der Wintersaison 2008/09 („IPinfl1"), sowie der Wintersaison 2009/10 („IPinfl2") dar, welche jeweils die Ausprägung Ja oder Nein annehmen konnten. Die Anpassungen waren aufgrund der reduzierten Stichprobengröße des Lehrdatensatzes, sowie aufgrund des Befragungszeitraumes[6] der Studie angezeigt.

Die Variable zur Beschreibung des Migrationshintergrundes wurde aus ähnlichen Gründen aus einer ursprünglichen trichotomen Variable („MImigback") abgeleitet. Berücksichtigt die vom Datensatz angebotene dichotome Variable zum Migrationshintergrund („MImigrant") nur Menschen mit beidseitigem Migrationshintergrund als Migranten/-innen, wurde durch Rekodierung der ursprünglichen eine neue Variable erzeugt, für die gilt, dass auch Menschen mit einseitigem Migrationshintergrund als Migranten/-innen gezählt werden. Die verwendete neugebildete Variable berücksichtigt also alle Menschen im Datensatz als Migranten/-innen, bei denen entweder eine nichtdeutsche Staatsangehörigkeit vorliegt, die nach der Geburt zugewandert sind, oder bei denen entweder ein oder beide Elternteile nicht in Deutschland geboren wurden[7]. Die Veränderung wurde durchgeführt, da durch die reduzierte Stichproben-größe des verwendeten Lehrdatensatzes eine Verstärkung der Datenprobleme des Volldatensatzes zu erwarten war. So sind Menschen mit beidseitigem Migrationshintergrund, beziehungsweise mit nichtdeutscher Staatsangehörigkeit bereits im Volldatensatz unterrepräsentiert, was eine gruppenspezifische Analyse erschwert. Die generierten Variablen wurden mittels Cronbach´s Alpha auf interne Konsistenz geprüft.

Mehrere der im GEDA 2010 Datensatz enthaltenen Variablen konnten ohne weitere Änderungen als Confounder in das Modell aufgenommen werden. Berücksichtigt wurden Variablen für 10-Jahres-Altersgruppen („age10b"), da die Verfahrensregeln des Modells durch kleinere Altersgruppen verletzt worden wäre, Geschlecht als binäre Variable („sex") und Wohnregion unterteilt in Ost und West mit Berlin zu Ost („wo1"). Zusätzlich zur Wohn-region wurde die Unterteilung nach siedlungsstrukturellem Kreistyp („ktyp4") hinzugezogen,

---

[6] Der Befragungszeitraum endete vor dem Ende der Influenzasaison 2009/10, wodurch Personen, die sich nach der Befragung haben impfen lassen nicht als geimpft berücksichtigt werden (vgl. RKI 2012b, 37).
[7] Damit wurden die Definition von einseitigem und beidseitigem Migrationshintergrund des GEDA 2010 Datensatzes für die Variable zusammengefasst (vgl. RKI 2012b, 30).

wobei nach kreisfreien Großstädten, städtischen Kreisen, ländlichen Kreisen mit Verdichtungsansatz und dünn besiedelten ländlichen Kreisen unterschieden wird. Die verwendete Bildungsniveauvariable („SDisced97eu") bietet im Gegensatz zu anderen Bildungsvariablen des Datensatzes den Vorteil, dass hierbei internationale Vergleichbarkeit von Bildungsniveaus durch Orientierung an der Klassifikation nach ISCED97 möglich ist (RKI 2012b, 29)[8]. Kontrolliert wurde ebenfalls auf den sozioökonomischen Status („SDses"), welcher als Score operationalisiert wurde, der wiederum auf der schulischen und beruflichen Qualifikation, sowie auf dem Nettoäquivalenzeinkommen und der beruflichen Stellung basiert (vgl. RKI 2012b, 27). Anschließend erfolgte mittels einer bevölkerungsbezogenen Gewichtung die dreistufige Verteilung der Variable durch das Robert Koch-Institut (vgl. RKI 2012b, 27). Die Variable für die Krankenkassenmitgliedschaft („IAkv1") unterteilt sich in die Ausprägungen gesetzliche, private und ohne Krankenversicherung, wobei das Variablenmuster ebenfalls bereits im Rahmen der GEDA 2010 Studie auf Plausibilität untersucht wurde (vgl. RKI 2012b, 38). Abschließend wurde auf allgemeinen Gesundheitszustand („GZmehm1") kontrolliert, welcher eine Selbsteinschätzung der Befragten darstellt und auf die Merkmalsausprägungen sehr gut, gut, mittelmäßig, schlecht und sehr schlecht verteilt wurde (RKI 2012a). Sowohl Design-, als auch Anpassungsgewichtung der GEDA 2010 Studie haben hierbei Einfluss auf die Merkmale (RKI 2012a, 60f.).

3.3. Statistische Modellierung

Bei der Datenauswertung wurde für die deskriptive Ergebnisdarstellung eine bivariate Analyse vorgenommen, bei der sowohl die abhängige und die unabhängige Variable als auch die unabhängige Variable und die Kovariaten statistisch getestet wurden. Da in allen Fällen das Skalenniveau ordinal oder nominal ist, wurde die statistische Signifikanz für alle Variablen mittels des Chi²-Tests überprüft, womit auf den Vergleich von Häufigkeitsverteilungen der Gruppen abgezielt wurde. Mit einer eigenen Filtervariable wurde die unabhängige Variable und die Kovariaten vor der deskriptiven Darstellung von fehlenden Werten bereinigt.

Als induktives Verfahren wurde ein multivariates logistisches Regressionsmodell gewählt, welches aufgrund des Skalenniveaus der Variablen hier angezeigt war. Damit wurden p-Werte, 95%-KI, Odds Ratios sowie zusätzlich die Wahrscheinlichkeiten für eine Nicht-Inanspruchnahme der Influenzaimpfung berechnet. Die Datenauswertung erfolgte mit der Statistik-Software STATA 14.2.

---

[8] Andere Bildungsvariablen berücksichtigen internationale Bildungsabschlusse nur ungenügend, wodurch Verzerrungen zu erwarten wären.

4. Ergebnisse

Ausgehende von der Datengrundlage ermöglicht das Modell Aussagen im Sinne der Forschungsfrage. Im Folgenden werden die deskriptiven und induktiven Ergebnisse angeführt, um die zentralen Erkenntnisse der Analyse zu verdeutlichen.

4.1. Deskriptive Ergebnisdaten

Nach Bereinigung fehlender Werte wurden 4.368 Fälle in das Modell aufgenommen, womit 99% des Gesamtumfanges des verwendeten Datensatzes berücksichtigt werden konnte. Mit 15,2% stellen Menschen mit Migrationshintergrund den weitaus geringeren Teil der Stichprobe dar. Von den 4.368 Befragten ließen sich 1.309 (30%) Personen in einer der beiden Saisons gegen Influenza impfen, wobei von sieben Personen dementsprechende Angaben fehlten. Die Impfungsrate betrug demnach bei Menschen mit Migrationshintergrund 30,6% im Vergleich zu 26,5% für Menschen ohne Migrationshintergrund. Befragte mit Migrationshintergrund verfügen allgemein häufiger über ein geringeres Bildungsniveau und weisen einen geringeren sozioökonomischen Status auf, als die Befragten ohne Migrationshintergrund. Darüber hinaus sind Befragte mit Migrationshintergrund im Durchschnitt jünger und leben häufiger in Großstädten als die Vergleichsgruppe. Sind die Unterschiede in Bezug auf Geschlechtsverteilung marginal, fällt weiter auf, dass Befragte ohne Migrationshintergrund häufiger privat krankenversichert sind und einen durchschnittlich geringfügig schlechteren Gesundheitszustand angeben haben. Tabelle 1 stellt Verteilungen und die Ergebnisse der deskriptiven Tests dar, wobei fehlende Werte durch eine eigene Filtervariable bereits entfernt wurden.

	Total (n=4.368)		Ohne Migrationshintergrund (n=3.703)		Mit Migrationshintergrund (n=665)		Chi²
Geschlecht							p = 0.64
Männlich	1.895	43.4%	1.611	43.5%	284	42.7%	
Weiblich	2.473	56.6%	2.092	56.5%	381	57.3%	
Bildungsniveau							p = 0.00
Niedrig	406	9.3%	293	7.9%	113	17.0%	
Mittel	2.192	50.2%	1.890	51.0%	302	45.4%	
Hoch	1.770	40.5%	1.520	41.1%	250	37.6%	
Sozioökonomischer Status							p = 0.00
Niedrig	492	11.3%	377	10.2%	115	17.3%	
Mittel	2.412	55.2%	2.053	55.4%	359	54.0%	
Hoch	1.464	33.5%	1.273	34.4%	191	28.7%	
Krankenversicherung							p = 0.00
GKV	3.621	82.9%	3.027	81.7%	594	89.3%	
Privat	687	15.7%	625	16.9%	62	9.3%	
Rest	60	1.4%	51	1.4%	9	1.4%	
Wohnregion							p = 0.00
Ost (inkl. Berlin)	783	17.9%	701	18.9%	82	12.3%	
West	3.585	82.1%	3.002	81.1%	583	87.7%	
Kreistyp							p = 0.00
Kreisfreie Großstädte	1.341	30.7%	1.077	29.1%	264	39.7%	
Städtische Kreise	1.743	39.9%	1.471	39.7%	272	40.9%	
Ländliche Kreise mit Verdichtungsansatz	661	15.1%	597	16.1%	64	9.6%	
Dünn besiedelte	623	14.3%	558	15.1%	65	9.8%	
Allgemeiner Gesundheitszustand							p = 0.03
Sehr gut	1.090	25.0%	899	24.3%	191	28.8%	
Gut	2.246	51.4%	1.908	51.5%	338	50.8%	
Mittelmäßig	811	18.6%	699	18.9%	112	16.8%	
Schlecht	186	4.2%	168	4.5%	18	2.7%	
Sehr Schlecht	35	0.8%	29	0.8%	6	0.9%	
Alter							p = 0.00
18 – 29 J.	776	17.8%	579	15.6%	197	29.6%	
30 – 39 J.	664	15.2%	529	14.3%	135	20.3%	
40 – 49 J.	1.032	23.6%	893	24.1%	139	20.9%	
50 – 59 J.	821	18.8%	736	19.9%	85	12.8%	
60 – 69 J.	596	13.6%	533	14.4%	63	9.5%	
70 – 79 J.	381	8.7%	345	9.3%	36	5.4%	
80+ J.	98	2.3%	88	2.4%	10	1.5%	
Impfung Influenza 2008/09 oder/und 2009/10							p = 0.03
Ja	1.309	30.0%	1.133	30.6%	176	26.5%	
Nein	3.052	69.8%	2.564	69.2%	488	73.3%	
Missing	7	0.2%	6	0.2%	1	0.2%	

Tabelle 1: Deskriptive Ergebnisse (eigene Darstellung)

Bis auf die Variable Geschlecht konnten mittels des Chi²-Tests für alle Variablen statistisch signifikante Unterschiede festgestellt werden. Mit 0,64 liegt der probability-Wert über der festgelegten tolerierbaren Fehlerwahrscheinlichkeit von 0,05, weshalb die Nullhypothese für die Häufigkeitsverteilung des Geschlechts zwischen den Gruppen nicht abgelehnt werden kann und damit alleinig hier kein statistisch signifikanter Unterschied nachweisbar ist.

4.2. Induktive Ergebnisdaten

Anhand des logistischen Regressionsmodells zeigt sich, dass Menschen *ohne* Migrations-hintergrund eine 1,13-fache Chance aufweisen, die Influenzaimpfung *nicht* in Anspruch zu nehmen, im Vergleich zu Menschen mit Migrationshintergrund. Anders formuliert ist die Chance das Menschen ohne Migrationshintergrund sich nicht impfen haben lassen 13% höher, als die der Vergleichsgruppe. Die 95%-Konfidenzintervalle schließen ein Odds Ratio von 1 und damit den Nulleffekt mit ein, womit der wahre aber unbekannte Wert zwischen 0,92 und 1,39 liegt. Auf Basis des p-Wertes von 0,24 kann die Nullhypothese nicht endgültig abgelehnt werden, welche annimmt, dass es keinen Unterschied in der Inanspruchnahme der Influenzaimpfung zwischen Menschen mit und ohne Migrationshintergrund gibt. Mit Blick auf die Confounder bestätigen die Ergebnisse die aus der Literatur bekannten Beobachtungen.

Die in Tabelle 2 dargestellten Ergebnisse des logistischen Regressionsmodells zur Vorhersage der abhängigen mittels der unabhängigen Variable und den Kovariaten berücksichtigt 4.361 Beobachtungen. Im Modell wurde die erfolgte Inanspruchnahme der Impfung mit 0 und die nicht-Inanspruchnahme mit 1 codiert.

	Odds Ratio	p-Wert	95% Konfidenzintervalle	
Migration (Referenz: Mit Migrationshintergrund)				
Ohne Migrationshintergrund	1.13	0.24	0.92	1.39
Alter (Referenz: 20 - 29 J.)				
30 – 39 J.	0.86	0.33	0.65	1.16
40 – 49 J.	0.73	0.02	0.56	0.95
50 – 59 J.	0.53	0.00	0.41	0.69
60 – 69 J.	0.19	0.00	0.14	0.25
70 – 79 J.	0.15	0.00	0.11	0.20
80+ J.	0.16	0.00	0.10	0.26
Bildung (Referenz: Niedrig)				
Mittel	0.85	0.26	0.63	1.13
Hoch	0.83	0.29	0.60	1.16
Geschlecht (Referenz: Männlich)				
Weiblich	0.98	0.77	0.85	1.13
Sozioökonomischer Status (Referenz: Niedrig)				
Mittel	0.89	0.38	0.69	1.15
Hoch	0.72	0.03	0.53	0.97
Krankenversicherung (Referenz: GKV)				
Privat	1.10	0.37	0.89	1.36
Rest	0.78	0.44	0.42	1.46
Wohnregion (Referenz: West)				
Ost (inkl. Berlin)	0.49	0.00	0.40	0.59
Kreistyp (Referenz: Kreisfreie Großstädte)				
Städtische Kreise	1.01	0.95	0.84	1.20
Ländliche Kreise mit Verdichtungsansätzen	1.05	0.68	0.84	1.30
Dünn besiedelte ländliche Kreise	0.83	0.09	0.66	1.03
Allgemeiner Gesundheitszustand (Referenz: Sehr gut)				
Gut	0.82	0.04	0.69	0.99
Mittelmäßig	0.49	0.00	0.39	0.61
Schlecht	0.44	0.00	0.31	0.63
Sehr Schlecht	0.64	0.25	0.30	1.36

Tabelle 2: Induktive Ergebnisse (eigene Darstellung)

In Ergänzung zum Odds Ratio wurde die vorhergesagte Wahrscheinlichkeit der Nutzung der Influenzaimpfung berechnet. Die Wahrscheinlichkeit, dass Menschen ohne Migrationshintergrund *nicht* von der Schutzimpfung Gebrauch machen liegt mit 70% geringfügig über der Wahrscheinlichkeit von Menschen mit Migrationshintergrund sich *nicht* impfen zu lassen (68%).

	Margin	p-Wert	95% Konfidenzintervalle	
Menschen mit Migrationshintergrund	0.68	0.00	0.65	0.72
Menschen ohne Migrationshintergrund	0.70	0.00	0.69	0.71

Tabelle 3: Margins (eigene Darstellung)

Neben den Ergebnissen der vorhergesagten Wahrscheinlichkeit, veranschaulicht Tabelle 3 dazugehörige p-Werte und Konfidenzintervalle im Kontext der 4.361 Beobachtungen, wobei die erfolgte Influenzaimpfung ebenfalls mit 0 und die nicht-erfolgte Impfung mit 1 codiert wurden.

5. Diskussion und Schlussfolgerungen

Entsprechend der Fragestellung lässt sich zumindest vorsichtig schlussfolgern, dass Menschen mit Migrationshintergrund eine geringfügig höhere Inanspruchnahme der Influenzaimpfung aufweisen und es damit einen Unterschied der untersuchten Gruppen gibt. Wie Brzoska et al. (2010) feststellten ist eine zentrale Frage bei der Untersuchung der Gesundheit von Menschen mit Migrationshintergrund inwiefern diese bereits existierende Gesundheitsangebote nutzen und ob die daraus resultierenden gesundheitsförderlichen Effekte mit denen von Menschen ohne Migrationshintergrund vergleichbar sind (vgl. Brzoska et al. 2010, 655). Grundlegend für diesen Befund ist die Erkenntnis, dass Menschen mit Migrationshintergrund oftmals einen vergleichsweise schlechteren Gesundheitszustand aufweisen, wobei vielfältige Barrieren im Gesundheitssystem als mögliche Ursache in Verbindung mit spezifischen Gesundheitsangeboten diskutiert werden (vgl. Brzoska et al. 2010, 655). Da die immunologische Wirksamkeit von Schutzimpfungen unabhängig von sozialen Merkmalen wie einem möglichen Migrationshintergrund ist[9], lag der Fokus der Untersuchung auf dem analytischen Vergleich der Nutzung des spezifischen Gesundheitsangebotes der Influenzaimpfung, wobei eine reduzierte Version des GEDA 2010 Datensatzes als Datenlage diente. Obwohl die Dringlichkeit eines besseren Verständnisses sich aus der gesteigerten gesundheitlichen Vulnerabilität von Menschen mit Migrationshintergrund (vgl. Brzoska et al. 2010, 655ff.), als auch durch die potentiellen Auswirkungen künftiger Influenzaausbrüche (vgl. WHO 2017, 14) ergibt, ist die Literatur- und Datenlage bisher unzureichend.

Auf Basis der Daten konnte ein, auf den ersten Blick kontraintuitives, Hauptergebnis erzielt werden. Entgegen der Vermutung, dass aufgrund der diskutierten Barrieren im Gesundheitssystem auch die Inanspruchnahme der Influenzaimpfung bei Menschen mit Migrationshinter-

---

[9] Davon unabhängig sind durchaus soziale Faktoren denkbar, welche die Wirksamkeit von Impfungen beeinflussen. So beispielsweise rassistisch motivierte Unterschiede im Verhalten von medizinischem Fachpersonal und darauf basierende Verschiedenheit der Effektivität. Die zusätzliche Analyse auf diesbezügliche Unterschiede der Effektivität würde über den Rahmen der Arbeit hinausgehen.

grund geringer oder gleich ausfällt, zeichnen die Ergebnisse ein gegenteiliges Bild. Damit widerspricht das Ergebnis der Untersuchungen von Lampert et al. (2005, 132ff.). Nach Kontrolle auf Confounder zeigten Menschen mit Migrationshintergrund eine geringfügig höhere Inanspruchnahme der Influenzaimpfung für die Saisons 2008/09 und 2009/10 auf. Die möglichen Gründe für das positivere Gesundheitsverhalten sind umso bemerkenswerter, wird sich vor Augen geführt, dass auch in diesem Fall Menschen mit Migrationshintergrund auf hemmende Barrieren im Gesundheitssystem stoßen[10].

5.1. Interpretation der Ergebnisse

Die Besonderheiten des Ergebnisses ergeben sich aus Spezifika des untersuchten Gesund-heitsangebotes in Verbindungen mit den besonderen Anforderungen an die untersuchte Gruppe von Menschen. Sowohl sprachliche und kulturelle Faktoren, als auch Allein-stellungsmerkmale der Influenzaimpfung können erklärend herangezogen werden.

So sind Menschen mit Migrationshintergrund nicht nur häufiger sprachlichen Barrieren im Gesundheitswesen ausgesetzt, sondern die gegenseitige Verständigung im Gespräch zwischen Fachpersonal und Patienten/-innen wird insgesamt schlechter beurteilt, wie die Ergebnisse von Ullrich et al. (2016, 212f.) verdeutlichen. Passend zu dem hier vorgestellten Ergebnis argumentiert Kriwy (2007, 62ff.), dass derartige sprachliche Barrieren zumindest für den Fall der Masern, Mumps und Röteln Impfungen von Kindern zu einer höheren Bereitschaft führen, den Anweisungen von medizinischem Personal Folge zu leisten. Die höhere Bereitschaft fußt damit auf der Benachteiligung, beispielsweise bei Arztkonsultationen, indem intendierte Nachfragen und Bedenken nicht ausreichend geäußert werden können (vgl. Kriwy 2007, 62).

Die Hausarztpraxis ist primärer Ort des ärztlichen Kontaktes und damit auch zentral für Empfehlungen bezüglich von Präventionsmaßnahmen (vgl. Wahle 2009, 65f.). Mit Blick auf die medizinische Ausbildung ist davon auszugehen, dass Hausärzte/-innen Impfungen gegenüber generell positiv eingestellt sind und damit dementsprechende Empfehlungen äußern. Damit ist denkbar, dass Menschen mit Migrationshintergrund den Empfehlungen eher folgen, da lückenhafte Sprachkenntnisse kritische Nachfragen verhindern. Ebenso könnten Sprachbarrieren dazu führen, dass die Aufklärung von Seiten des medizinischen Fach-personals kürzer ausfallen, als bei Menschen ohne Migrationshintergrund, womit die Impfent-scheidung gewissermaßen ausgelagert wird.

---

[10] https://www.rki.de/DE/Content/Infekt/Impfen/Migration/Zugangswege/migration_zugangswege_node.html, letzter Zugriff: 23.02.2018

Eine diesbezügliche Klärung des Einflusses von Sprachbarrieren auf die Influenzaimpfbereitschaft erfordert weitere wissenschaftliche Aufmerksamkeit. Zudem stehen kulturelle Verschiedenheiten im Verdacht Einfluss auf das Impfverhalten zu haben. So konnte eine Auswertung der KiGGS Daten[11] zeigen, dass Vorbehalte gegen das Impfen seltener von Eltern der Kinder mit beidseitigem Migrationshintergrund angegeben werden (vgl. Pfaff 2011, 66). Weiter spielt bei Subgruppen von Menschen mit Migrationshintergrund möglicherweise die Angst vor Sanktionen eine Rolle in der gesteigerten Bereitschaft. Dementsprechend ist die vereinfachte Betrachtung von Menschen mit Migrationshintergrund als heterogene Gruppe nicht zulässig, was die Interpretation des Ergebnisses zusätzlich verkompliziert. Es muss davon ausgegangen werden, dass unterschiedliche kulturelle Kontexte auch verschiedenartige Auswirkungen begünstigen. So könnten Personen befürchten ausgewiesen zu werden oder auf Basis schlechter Vorerfahrungen mit anderen Gesundheitssystemen andersartige Sanktionierung bei Nichtkooperation erwarten (vgl. Kriwy 2007, 62ff.). Weiter sind kulturell-religiös-bedingte Aversionen gegen das Impfen denkbar. So zeigt das Beispiel der Ablehnung von Bluttransfusionen durch Angehörige der Zeugen Jehovas für einen anderen Bereich den Einfluss dieses Faktors auf das Gesundheitsverhalten. Der Einfluss von individuellen Ressentiments gegenüber des Gesundheitssystems und im speziellen gegenüber der Impfpraxis sind denkbar, wenn auch eher im Einzelfall nachzuweisen. Wird hiermit das Ergebnis der Analyse zwar argumentativ bekräftigt, ist fraglich inwieweit sich derartige Beobachtungen direkt auf die Influenzaprophylaxe übertragen lassen, werden sich die Besonderheiten dieser vergegenwärtigt.

Durchimpfungsraten unterscheiden sich nach der jeweiligen spezifischen Impfung (vgl. Spallek und Razum 2016, 153ff.). Konnten Böhmer et al. (2011a, 1321) eine signifikant geringere Durchimpfungsrate für Tetanus bei Menschen mit beidseitigem Migrationshintergrund nachweisen, berichten Spallek und Razum (2016, 153ff.), dass Kinder und Jugendliche mit nichtdeutscher Staatsangehörigkeit deutlich häufiger die Influenzaimpfung in Anspruch nehmen. Hauptunterschied ist hierbei, dass die Influenzaimpfung risikogruppenspezifischen Empfehlungen folgt, während viele der in anderen Studien untersuchten Impfungen potentiell bei allen Menschen notwendig sind. Weder Menschen mit, noch ohne Migrationshintergrund zählen alleinig auf Basis dieses Unterscheidungsmerkmales zur Influenzarisikogruppe, was die in den Ergebnissen beobachtete allgemeine geringe Impfrate für die untersuchten Saisons erklärt.

---

[11] https://www.rki.de/DE/Content/Infekt/Impfen/Migration/Zugangswege/migration_zugangswege_node.html, letzter Zugriff: 23.02.2018

Dass der beobachtete Effekt gering ausfällt, lässt sich durch die von Spallek und Razum (2016, 153ff.) beschriebene Annäherung der allgemeinen Impfraten erklären. So wird argumentiert, dass sich mit zunehmender Aufenthaltsdauer das Wissen von Menschen mit Migrationshintergrund über Nutzen und Notwendigkeit von Impfungen sowie das Wissen bezüglich des Gesundheitssystems erweitert (vgl. Spallek und Razum 2016, 153ff.). Somit wirken sich sowohl geringer werdende Gruppenunterschiede, als auch die Heterogenität von Menschen mit Migrationshintergrund auf das Ergebnis aus.

5.2. Einschränkungen und Ausblick

Sowohl methodische als auch begrifflich-konzeptionelle Schwierigkeiten führen zu Limitationen der Untersuchung, welche sich unter anderem in der fehlenden statistischen Signifikanz des Hauptergebnisses widerspiegeln. Dabei sind der angesetzte Migrationsbegriff, Modellentscheidungen und Spezifika der Datenbasis kritisch anzumerken.

Wie bereits festgestellt führt die Unterscheidung durch das soziale Merkmal des Migrations-hintergrundes zu analytischen Unschärfen. Die damit unterstellte Homogenität in Bezug zur Inanspruchnahme der Influenzaimpfung ist vor dem Hintergrund kultureller Diversität fraglich. Der diesbezügliche Erklärungsansatz stößt schnell an seine Grenzen, da eine Sub-gruppenanalyse, beispielsweise nach Herkunft, zwar angezeigt, aber auf Grundlage der Daten nicht realisierbar war. Rückschlüsse auf die Gruppe der Menschen mit Migrationshintergrund sind somit nur mit verallgemeinernder analytischer Unschärfe möglich.

Das im Modell angelegte Verständnis von Migrationshintergrund musste als Kompromiss gewählt werden um eine ausreichende Fallzahl zu ermöglichen. So wurde entgegen der Empfehlung des Datenhalters (vgl. RKI 2012b, 30f.) auch einseitiger Migrationshintergrund berücksichtigt. Diese Modellentscheidung führt zu Einschränkungen in Bezug auf die Übertragbarkeit der Analyse und könnte einen wichtigen Einflussfaktor auf die fehlende statistische Signifikanz darstellen, da hiermit Gruppenunterschiede gewissermaßen moderiert wurden.

Mit Blick auf die Datenbasis führt möglicherweise die geringe Beobachtungszahl zur niedrigen statistischen Signifikanz der induktiven Analyse. So konnten trotz des angesetzten Begriffes nur 663 Menschen mit Migrationshintergrund berücksichtigt werden. Auch hierbei musste auf die Empfehlung des Datenhalters verzichtet werden, welcher aufgrund geringer Abdeckung von der migrantenspezifischen Analyse abrät (vgl. RKI 2012a, 31).

Die Art der Erhebung führt zu einer weiteren Vorselektion der Fälle, da nur in Deutschland wohnend gemeldete Personen mit einem Festnetzanschluss an der Befragung teilnehmen konnten.

Dabei ist davon auszugehen, dass besonders Menschen, welche über keine oder nur geringe Deutschkenntnisse verfügen nicht an der Befragung teilnahmen. Sind sprachliche Barrieren ein aus der Literatur bekanntes Phänomen, weißt die diesbezügliche Interpretation der Ergebnisse die Limitation auf, dass mit dementsprechenden Verzerrungen der Daten zu rechnen ist.

Auch das angesetzte Verständnis einer erfolgten Impfung bringt Einschränkungen mit sich. So führte der Befragungszeitraum von GEDA 2010 dazu, dass die Ursprungsvariable für die Impfsaison 2009/10 nicht vollständig ist, da Menschen sich möglicherweise nach der Befragung haben impfen lassen.

Zusätzlich ist der Einfluss unbekannter Confounder nicht auszuschließen. So sind soziale Faktoren, wie Peer Groups, Familie, Arbeitsumfeld oder aber auch die sich saisonal unterscheidende mediale Berichterstattung denkbare Einflussgrößen auf Influenzaimpfentscheidungen, welche auf Grundlage der Daten nicht berücksichtigt werden konnten.

Führen die Einschränkungen zu verringerter Übertragbarkeit der Ergebnisse, zeigt der beobachtete Effekt dennoch auf, dass die wissenschaftliche Auseinandersetzung mit dem Themengebiet notwendig ist um ein tiefergreifendes Verständnis der zugrundeliegenden Phänomene und Wirkungsweisen zu erreichen. Sowohl die Influenzaprophylaxe als dringliche gesellschaftliche Praxis, als auch das Verständnis gesundheitlich-vulnerabler Gruppen, wie die der Menschen mit Migrationshintergrund, weisen weiteren Forschungsbedarf auf. Vor dem Hintergrund der im Rahmen der Arbeit beobachteten höheren Bereitschaft zur Influenzaimpfung von Menschen mit Migrationshintergrund, stellen sich die Fragen, wie Influenzaimpfquoten verbessert und wie allgemein gesundheitsbezogene Ungleichheiten abgearbeitet werden können.

Literaturverzeichnis

AGI (2009): Abschlussbericht der Influenza-Saison 2008/09. Hg. v. Arbeitsgemeinschaft Influenza. Robert Koch-Institut. Berlin. Online verfügbar unter https://influenza.rki.de/Saisonberichte/2008.pdf, zuletzt geprüft am 01.03.2018.

Baum, E.; Donner-Banzhoff, N.; Piotrowski, A.; Rothinger, E. (1995): Impfstatus und Impfbereitschaft bei Patienten in Allgemeinpraxen. In: *Münchner Medizinische Wochenschrift* 137, S. 28–31.

Bödeker, B.; Remschmidt, C.; Müters, S.; Wichmann, O. (2014): Impfquoten unter Erwachsenen in Deutschland für die Impfungen gegen saisonale Influenza, Tetanus und Pertussis. In: *Bundesgesundheitsblatt - Gesundheitsforschung -Gesundheitsschutz* (2), S. 174–181.

Böhmer, M. M.; Walter, D.; Krause, G.; Müters, S.; Gösswald, A.; Wichmann, O. (2011a): Determinants of tetanus and seasonal influenza vaccine uptake in adults living in Germany. In: *Human vaccines* 7 (12), S. 1317–1325.

Böhmer, M. M.; Walter, D.; Müters, S.; Krause, G.; Wichmann, O. (2011b): Seasonal influenza vaccine uptake in Germany 2007/2008 and 2008/2009. Results from a national health update survey. In: *Vaccine* 29 (27), S. 4492–4498.

Braun, C.; Reiter, S.; Bartels, C.; Haas, W. (2007): Influenzapandemie. Begriff, Grundlagen, Entstehung. In: *Bevölkerungsschutz* (3), S. 6–12.

Bridges, C. B.; Thompson, W. W.; Meltzer, M. I.; Reeve, G. R.; Talamonti, W. J.; Cox, N. J. et al. (2000): Effectiveness and cost-benefit of influenza vaccination of healthy working adults. A randomized controlled trial. In: *JAMA* 284 (13), S. 1655–1663.

Brzoska, P.; Razum, O. (2014): Versorgungsprobleme und mögliche Lösungsstrategien bei Menschen mit Migrationshintergrund. In: *Deutsche medizinische Wochenschrift* 139 (38), S. 1895–1897. DOI: 10.1055/s-0034-1387238.

Brzoska, P.; Reiss, K.; Razum, O. (2010): Arbeit, Migration und Gesundheit. In: B. Badura, H. Schröder, J. Klose und K. Macco (Hg.): Vielfalt managen. Gesundheit fördern - Potenziale nutzen. Berlin, Heidelberg: Springer (Fehlzeiten-Report, 2010), S. 129–139.

Campos-Outcalt, D. (2006): Important questions before flu season. In: *The Journal of Family Practice* 55 (10), S. 868–871.

Couch, R. B. (2000): Prevention and treatment of influenza. In: *The New England journal of medicine* 343 (24), S. 1778–1787.

Demicheli, V.; Jefferson, T.; Rivetti, D.; Deeks, J. (2000): Prevention and early treatment of influenza in healthy adults. In: *Vaccine* 18 (11-12), S. 957–1030.

Ellsässer, G. (2004): Impfprävention im Kindes- und Jugendalter. Hindernisse und Beispiele wirksamer Massnahmen im Land Brandenburg. In: *Bundesgesundheitsblatt, Gesundheitsforschung, Gesundheitsschutz* 47 (12), S. 1196–1203.

Heininger, U. (2004): Risiken von Infektionskrankheiten und der Nutzen von Impfungen. In: *Bundesgesundheitsblatt, Gesundheitsforschung, Gesundheitsschutz* 47 (12), S. 1129–1135.

Herold, G. (2006): Innere Medizin. Eine vorlesungsorientierte Darstellung: unter Berücksichtigung des Gegenstandskataloges für die Ärztliche Prüfung: mit ICD 10-Schlüssel im Text und Stichwortverzeichnis. Köln: Gerd Herold.

Kriwy, P. (2007): Gesundheitsvorsorge bei Kindern. Eine empirische Untersuchung des Impfverhaltens bei Masern, Mumps und Röteln. Wiesbaden: VS Verlag für Sozialwissenschaften | GWV Fachverlage GmbH Wiesbaden.

Lampert, T.; Ziese, T.; Saß, A. C.; Häfelinger, M. (2005): Armut, soziale Ungleichheit und Gesundheit. Expertise des Robert-Koch-Instituts zum 2. Armuts- und Reichtumsbericht der Bundesregierung. Robert Koch-Institut. Berlin.

Ledig, T. (2009): Impfen um jeden Preis? Impfmudigkeit in Deutschland? Positionspapier der Deutschen Gesellschaft für Allgemeinmedizin und Familienmedizin (DEGAM). In: *Zeitschrift für Allgemeinmedizin* 85 (3), S. 94–96.

Meyer, C.; Reiter, S. (2004): Impfgegner und Impfskeptiker. In: *Bundesgesundheitsblatt - Gesundheitsforschung -Gesundheitsschutz* 47 (12), S. 1182–1188.

Nicholson, K. G.; Wood, J. M.; Zambon, M. (2003): Influenza. In: *The Lancet* 362 (9397), S. 1733–1745.

Pette, M.; Borde, T.; David, M. (2004): Kenntnis über die Diagnose und Therapie ihrer Erkrankung bei deutschen und türkischstämmigen Patientinnen vor und nach einem Krankenhausaufenthalt 5 (2), S. 330–337.

Pfaff, G. (2011): Impfprävention bei Kindern und Jugendlichen mit Migrationshintergrund. In: Ministerium für Arbeit und Sozialordnung, Familie, Frauen und Senioren (Hg.): 2. Nationale Impfkonferenz. Impfen - Wirklichkeit und Visionen Berichtband. Stuttgart, S. 66–73.

Razum, O.; Geiger, I.; Zeeb, H.; Ronellentsch, U. (2004): Gesundheitsversorgung von Migranten. In: *Deutsches Ärzteblatt* 101 (43), S. 2882–2887.

Razum, O.; Reeske, A.; Spallek, J. (2011): Gesundheit von Schwangeren und Säuglingen mit Migrationshintergrund. Frankfurt am Main: Peter Lang (Challenges in Public Health, 59).

Razum, O.; Zeeb, H.; Meesmann, U.; Schenk, L.; Bredehorst, M.; Brzoska, P. et al. (2008): Migration und Gesundheit. Schwerpunktbericht der Gesundheitsberichterstattung. Hg. v. Robert Koch-Institut. Berlin.

RKI (2009): Rückblick: Epidemiologie und Infektionsschutz im zeitlichen Verlauf der Influenzapandemie (H1N1) 2009. Bericht der Abteilung 3 des Robert-Koch-Institus. Hg. v. Robert Koch-Institut. Berlin (Epidemiologisches Bulletin).

RKI (2010): Infektionsepidemiologisches Jahrbuch meldepflichtiger Krankheiten für 2009. (Datenstand. 1.3.2010). Robert Koch-Institut. Berlin.

RKI (2012a): Faktenblätter zu GEDA 2010. Inanspruchnahme von Leistungen des Gesundheitssystems: Grippeschutzimpfung. Hg. v. Robert Koch-Institut. Berlin. Online verfügbar unter https://www.rki.de/DE/Content/Gesundheitsmonitoring/Gesundheitsberichterstattung/GBEDo wnloadsB/Geda2010/Grippeschutzimpfung.pdf?__blob=publicationFile, zuletzt geprüft am 01.02.2018.

RKI (2012b): Gesundheit in Deutschland aktuell 2010. Dokumentation des Datensatzes. Hg. v. Robert Koch-Institut. FG 21 - Epidemiologisches Datenzentrum. Berlin.

RKI (2015): Gesundheit in Deutschland. Gesundheitsberichterstattung des Bundes. Einzelkapitel: Wo steht Deutschland im europäischen Vergleich? Hg. v. Robert Koch-Institut. Berlin.

Salzberger, B.; Plentz, A.; Ehrenstein, B.; Jilg, W. (2006): Influenza. In: *Der Pneumologe* 3 (1), S. 20–27.

Spallek, J.; Razum, O. (2016): Migration und Gesundheit. In: Matthias Richter und Klaus Hurrelmann (Hg.): Soziologie von Gesundheit und Krankheit. Wiesbaden: Springer Fachmedien Wiesbaden, S. 153–166.

Statistisches Bundesamt (2017 [2008]): Bevölkerung und Erwerbstätigkeit. Bevölkerung mit Migrationshintergrund. Ergebnisse des Mikrozensus 2007. Berlin (Fachserie 1 Reihe 2.2). Online verfügbar unter https://www.destatis.de/DE/Publikationen/Thematisch/Bevoelkerung/MigrationIntegration/Migrationshintergrund2010220077004.pdf?__blob=publicationFile, zuletzt geprüft am 01.03.2018.

Thorvaldsen, G. (2009): Changes in Data Collection Procedures for Process-Generated Data and Methodological Implications. The Case of Ethnicity Variables in 19th Century Norwegian Censuses. In: *Historical Social Research* 34 (3), S. 168–190.

Ullrich, S.; Briel, D.; Nesterko, Y.; Hiemisch, A.; Brähler, E.; Glaesmer, H. (2016): Verständigung mit Patienten und Eltern mit Migrationshintergrund in der stationären allgemeinpädiatrischen Versorgung. In: *Gesundheitswesen - Bundesverband der Ärzte des Öffentlichen Gesundheitsdienstes* 78 (4), S. 209–214.

Wahle, K. (2009): Aufgabe und Verantwortung des Hausarztes bei der Impfkontrolle. In: *Deutsche medizinische Wochenschrift (1946)* 134 (2), 65-70. DOI: 10.1055/s-0029-1220212.

WAVM (2005): Determinanten des Impfverhaltens unter besonderer Berücksichtigung des sozialen Status. Empirische Untersuchung zur Vorschulimpfung in Graz. Hg. v. Wissenschaftliche Akademie für Vorsorgemedizin. Graz.

WHO (2017): Pandemic Influenza Risk Management. A WHO guide to inform & harmonize national & international pandemic preparedness and response. World Health Organization. Online verfügbar unter http://apps.who.int/iris/bitstream/10665/259893/1/WHO-WHE-IHM-GIP-2017.1-eng.pdf, zuletzt geprüft am 01.03.2017.

Wilde, J. A.; McMillan, J. A.; Serwint, J.; Butta, J.; O'Riordan, M. A.; Steinhoff, M. C. (1999): Effectiveness of influenza vaccine in health care professionals. A randomized trial. In: *JAMA* 281 (10), S. 908–913.

Anhang: Stata Script

```
recode MImigback (0=2 "Ohne Migrationshintergrund") (1 2 =1 "Mit Migrationshintergrund"), generate(Migration)

gen Impfung=0 if IPinfl1==1 & IPinfl2==1

replace Impfung=0 if IPinfl1==2 & IPinfl2==1

replace Impfung=0 if IPinfl1==1 & IPinfl2==2

replace Impfung=1 if IPinfl1==2 & IPinfl2==2

label define Impfung_label 0 "Ja" 1 "Nein"

label values Impfung Impfung_label

alpha Migration Impfung

gen filter=Migration+age10B+SDisced97eu+sex+SDses+IAkv1+wo1+ktyp4+GZmehm1

recode filter (1/max=1)(else=.)

logistic Impfung i.Migration i.age10B i.SDisced97eu i.sex i.SDses i.IAkv1 i.wo1 i.ktyp4 i.GZmehm1

margins, at(Migration=1)

margins, at(Migration=2)
```

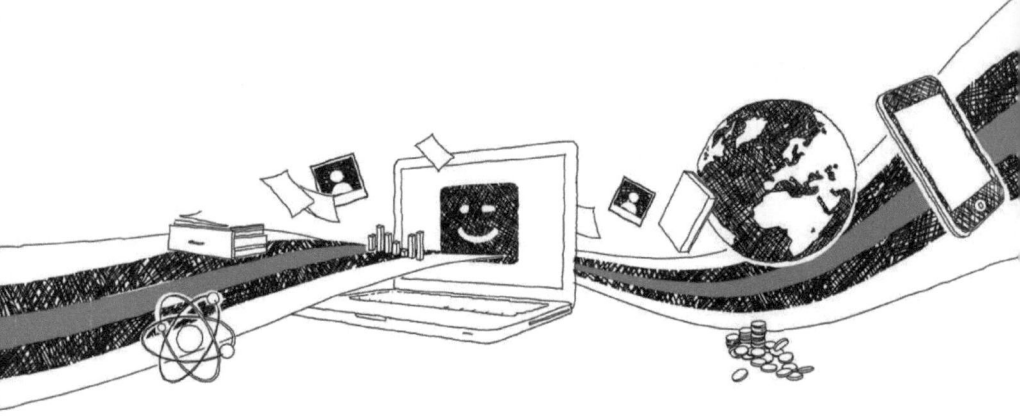
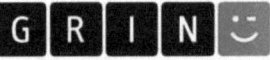